Sommaire

Ce premier volume est dédié à la compréhension du stress et à ce qui se joue vraiment lors d'une période douloureuse. Donner du sens permet de conscientiser l'action à conduire.

Cette compréhension éclaire la manière dont nous pouvons aborder et classer les plantes du bien-être. Ce volume est organisé en fonction des étapes du stress et des niveaux de crise liés aux expériences que nous faisons de la vie.

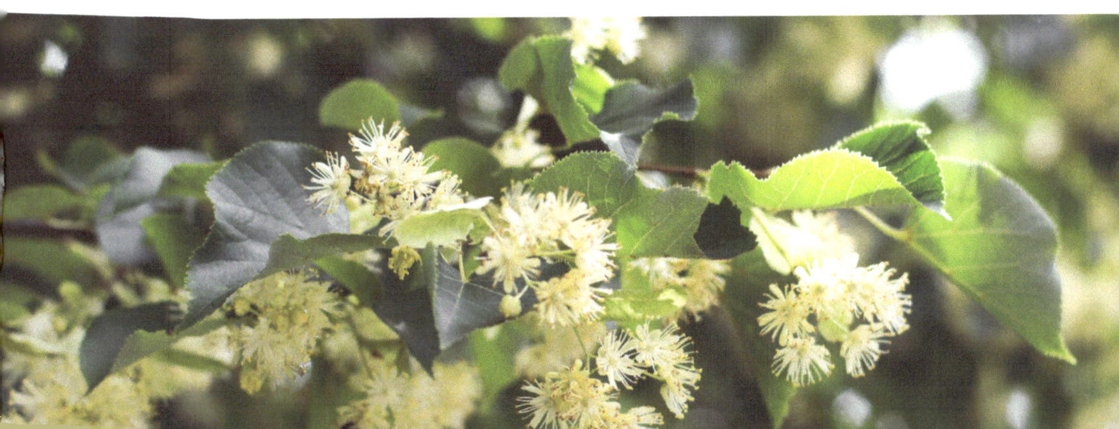

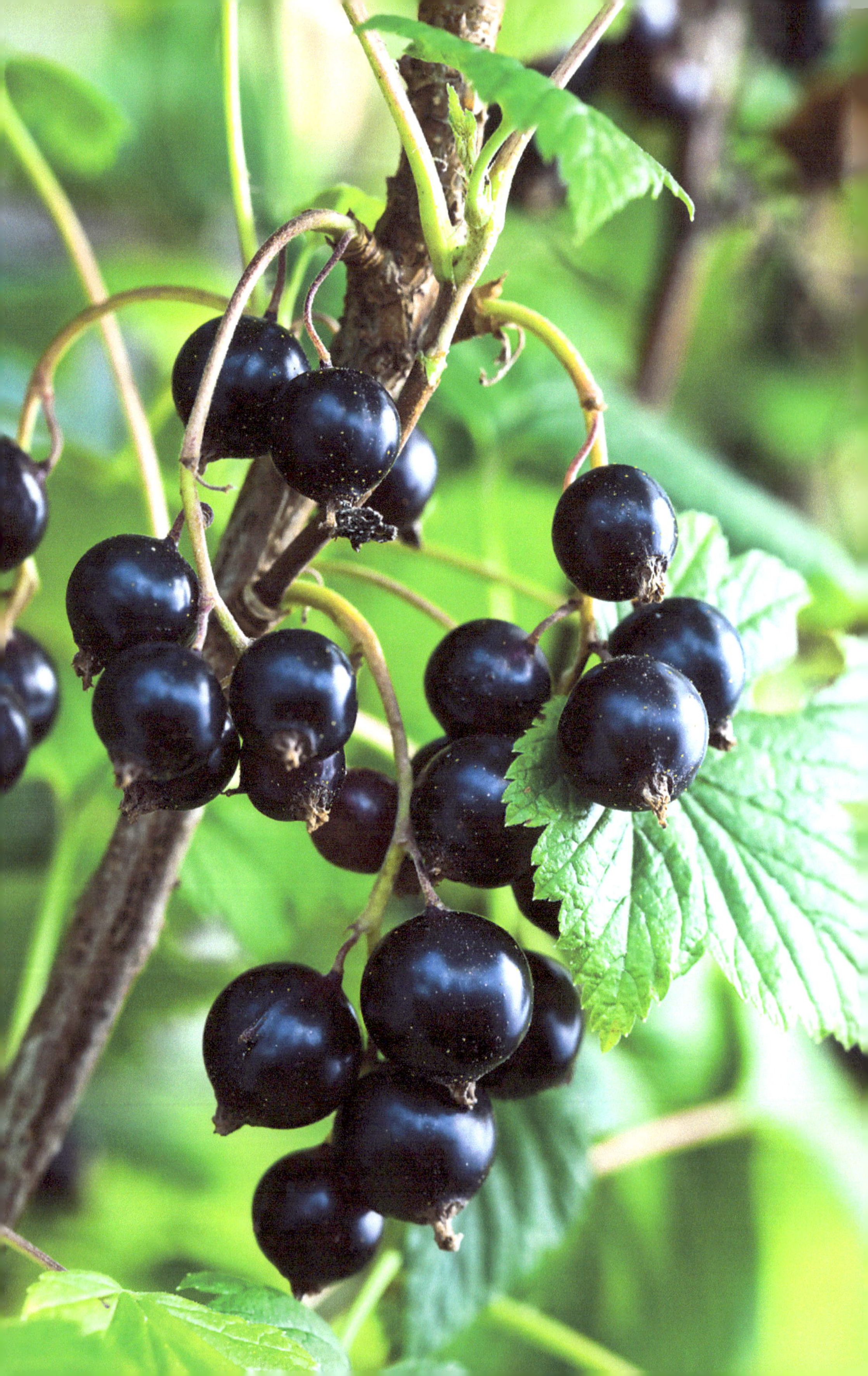

Avant-propos

Pascal Pouillard, auteur de ce volume, est un passionné des plantes. Non seulement par ce qu'elles apportent à l'humain, mais aussi pour elles-mêmes et ce qu'elles inspirent.

Praticien des plantes médicinales, cueilleur des plantes utiles et alimentaires, connaisseur des plantes chamaniques et magiques, il souhaite partager son amour pour ces êtres autour de thèmes qui lui tiennent à coeur. Vous pouvez le retrouver sur www.celesterre.fr.

L'être humain aime structurer et limiter ce que la nature déploie avec sagesse, harmonie et synergie. Il cherche à augmenter ses capacités de résilience et de solidité dans un monde qu'il s'est construit et pour s'en protéger. La nature reste un modèle de résilience, de permanence et de régénération. Nous avons tout à apprendre d'elle.

Les plantes sont là, avec nous, alors pourquoi ne pas bénéficier de leurs nombreuses vertus ? Une évidence, somme toute.

Alors que le monde devient de plus en plus volatil, incertain, complexe et fou, et que le stress s'immisce partout dans nos vies et nos veines, il est urgent de reprendre possession de nous-même et de notre souveraineté.

La bonne nouvelle, c'est que les plantes du bien-être sont nombreuses. Elles nous accompagnent dans nos efforts pour acquérir une meilleure santé. Vous les présenter est pour moi un honneur.

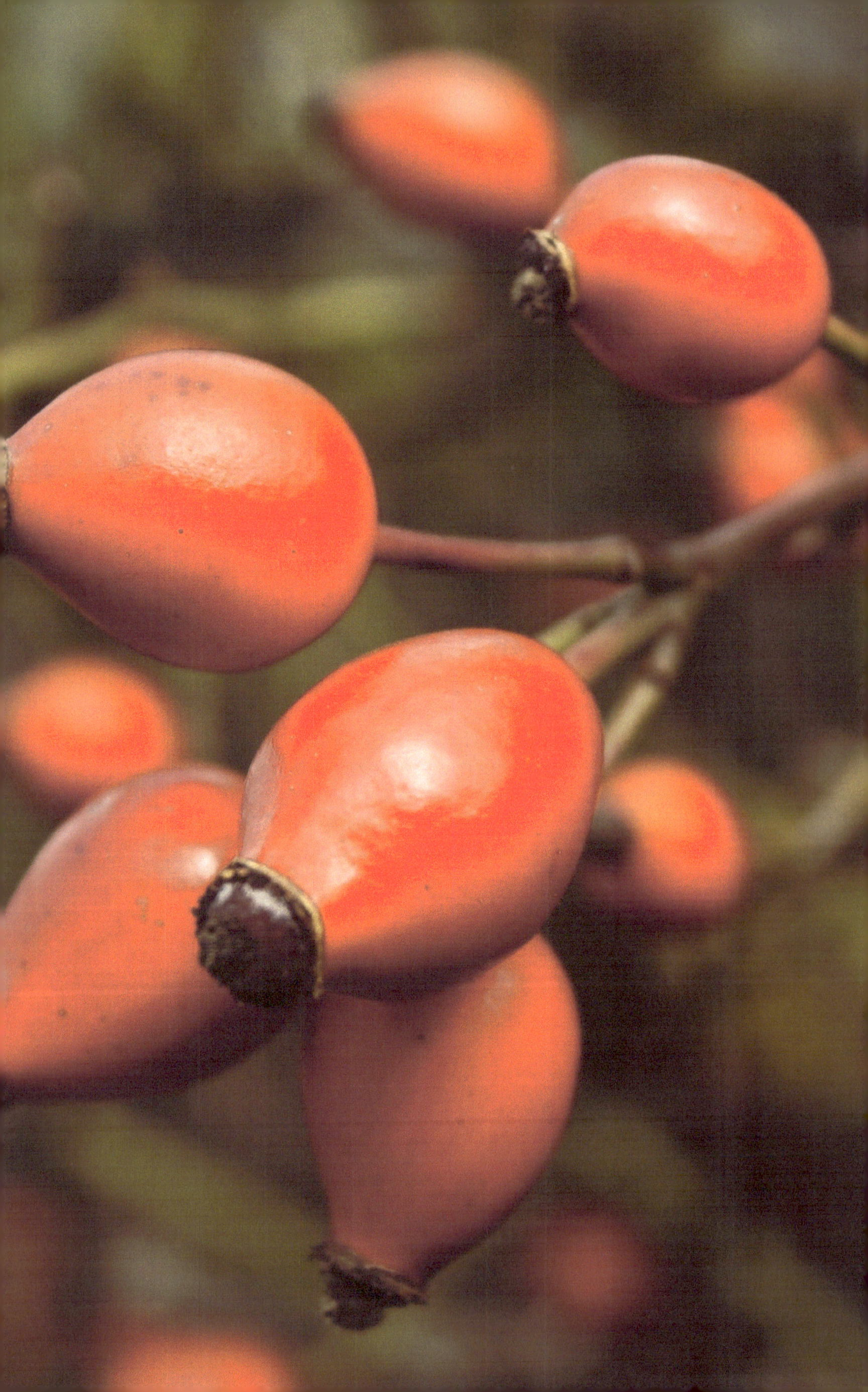

Introduction

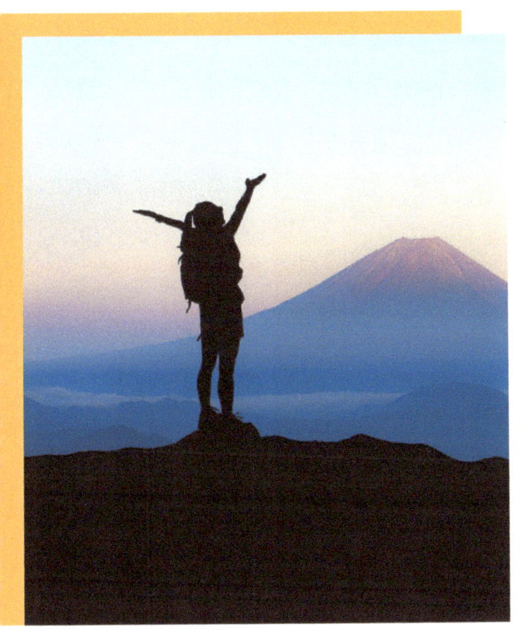

La réaction au stress devrait nous servir à relever les défis que la vie placent sur notre chemin. Le risque d'épuisement nous interroge sur notre capacité à respecter notre intégrité, nos valeurs et nos besoins essentiels.

Je me sens libre
Mon intégrité...

Vous avez déjà entendu ces expressions : « Je suis stressé ! », ou « je suis en stress ! ». S'il peut être parfois un accélérateur, le stress occasionne souvent inconfort et perturbations.

D'où vient le stress ? Qui est responsable de son apparition ? L'individu ? Son environnement ? À quoi sert-il ? Pourquoi peut-il être salutaire dans un cas et devenir dangereux dans une autre situation ? Qu'est-ce qui se passe en nous lorsque nous sommes stressés ? Quels en sont les mécanismes et les ressorts ? Si le stress était une philosophie de vie, quelle serait donc cette philosophie ?

Pourquoi une promenade en nature fait tant de bien ? Quelle médecine naturelle peut-il se cacher dans une forêt ou en bord de mer, capable de nous régénérer ? La nature parle de nous, de nos profondeurs et de notre essence. Son langage est compris directement par notre organisme.

Pour prendre de la distance et rompre avec nos habitudes la nature est parfaite. D'autant plus qu'elle offre une diversité impressionnante de plantes médicinales capables de nous soigner, sinon d'accompagner nos transformations, pour que celles-ci se réalisent avec le moins de difficultés possibles.

Quelles sont les plantes médicinales qui éloignent de l'épuisement et qui permettent de traverser une épreuve ou un épisode douloureux ? Voilà une bonne question ! Mais avant de vous présenter les plantes du bien-être* pour que vous les connaissiez et que vous puissiez les utiliser afin de renforcer votre résilience et votre solidité, **comprendre ce qu'est le stress** et **en quoi celui-ci s'avère bénéfique** nous semble important. D'abord, vous donner du sens pour mieux appréhender les plantes et leurs articulations.

Bonne découverte !

*Fait l'objet d'autres volumes de la série intitulée « Stress et Plantes »

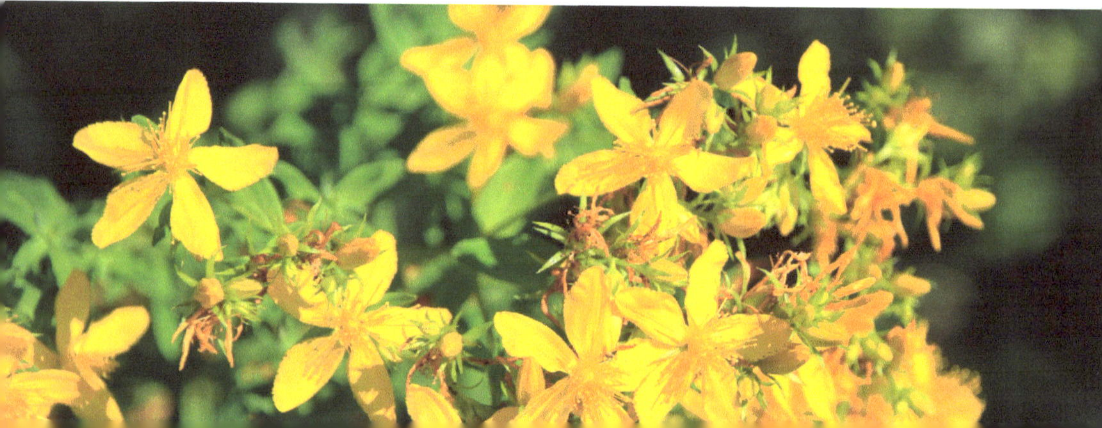

Apparition & philosophie du stress

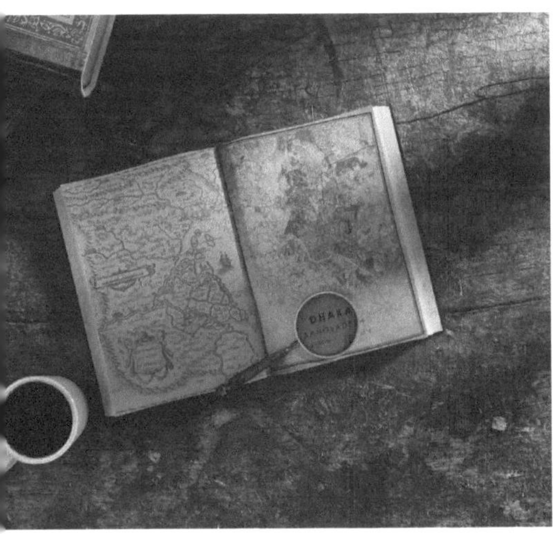

Je vous pose cette question : lorsqu'un stress se saisit de vous, qu'est-ce qu'il dit de vous ? De quoi parle- t-il ? Quel est votre narratif ?

Peut-être vous renvoie t-il à l'existence d'une peur face à une situation nouvelle ou inconnue. Peut-être vous informe t-il de la perte de votre zone de confort ? Peut-être signifie t-il que la manière dont vous percevez une menace la rend incontrôlable, alors que cette menace pourrait aussi bien être un défi à relever ?

Chaque personne vit un stress différent, en fonction de son histoire de vie, de ses blessures d'âme (rejet, abandon, trahison, humiliation, injustice), de ses capacités à accueillir le changement, de la mobilisation de ses ressources profondes.

Lorsqu'il surgit dans votre vie, **le stress vous raconte une histoire**. Il est lui-même l'histoire que vous vous racontez à vous-même. Sur la nature réelle ou fictive de ce que vous percevez du monde, vous fondez les lois de votre vie.

Voyons le processus !

Apparaît tout d'abord un événement qu'on nomme le « stresseur ».

Les stresseurs sont nombreux :

- Au travail : la pression, le harcèlement, la précarité, la surcharge, l'ennui, les responsabilités.
- Dans l'environnement : le voisinage, le bruit, les pollutions, l'urbanisation.
- Dans les relations : le divorce, les difficultés familiales, l'isolement, le deuil, la pression sociale.
- Les stresseurs aigus : l'abus sexuel, l'agression, l'accident, la guerre.
- Les stresseurs psychologiques : le manque de confiance en soi, le refus du droit à l'erreur, dire les choses sans fuir, prendre une décision importante.
- Les stresseurs subtils : les pensées négatives, les croyances limitantes, les besoins non satisfaits, les auto-saboteurs, les injonctions que l'on se donne, la mauvaise gestion de son temps.

Le stresseur vous donne l'occasion de vous raconter une histoire. Il parle de vous bien plus que l'événement déclencheur qui, lui, reste neutre et objectif.

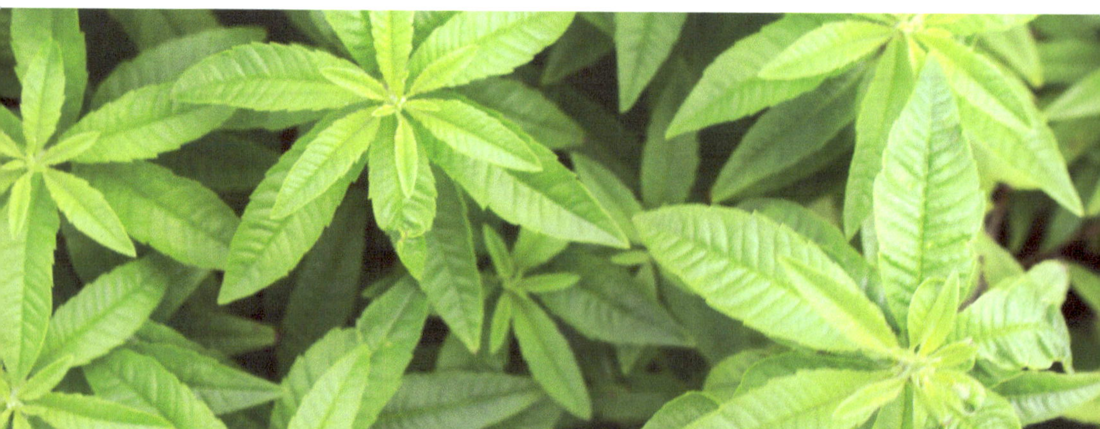

Le stress, une question de perception

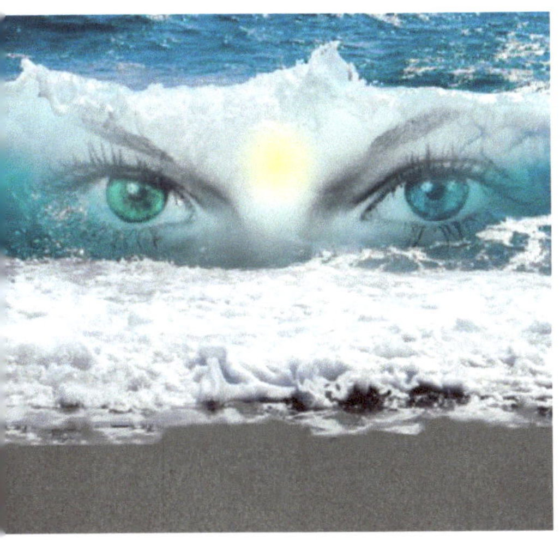

Les neurosciences nous apprennent que le stress est une question de perception et de subjectivité.

Ce qui devient pour nous un stresseur, c'est la perception que nous avons des événements que nous vivons ! Du stresseur découle des pensées, des pensées découlent des émotions, des émotions découlent des modifications physiologiques et organiques, puis sont adopté des comportements de fuite ou d'attaque.

Moralité : **le stress étant une réaction, et non l'événement qui la déclenche, nous pouvons donc contrôler le stress.**

Comprendre les ressorts du stress permet de mieux l'apprivoiser. C'est toute une hygiène de vie qui est questionnée. De la même manière qu'ingérer une plante dans un cadre thérapeutique doit s'accompagner d'une réflexion sur ses habitudes de vie, son alimentation, ses croyances, ses valeurs, son assertivité et ses comportements.

Le stress n'est pas une maladie

Vous le savez lorsque vous dépassez une difficulté ou lorsque vous franchissez un cap, lorsque vous vous challengez et que vous atteignez votre objectif, à cet instant, votre estime de vous-même augmente. Vous êtes en énergie haute. Vous augmentez votre puissance. Vous vous autorisez alors de nouvelles choses et vous développez votre pouvoir personnel.

Lorsque nous surmontons des obstacles, **l'organisme apprend** et la prochaine fois cela devient plus facile pour lui de contrarier la menace. La réponse devient plus efficace, avec une réduction du stress à chaque nouveau cycle. C'est l'exemple de la conduite automobile : un débutant stresse au volant, tout son corps est tendu. Avec la pratique, la conduite devient automatique, c'est alors aussi facile de conduire que d'aller acheter son pain.

Lorsque nous réussissons, un système de satisfaction est généré par le cerveau. Un bien-être est ressenti et notre estime de nous-même augmente. **Ce renforcement positif** nous **rend plus fort et plus résilient**. C'est un gain d'assurance. Les circuits neuronaux se renforcent en lien avec une adaptation spécifique et un mode de pensée bien rassuré et auto-validant.

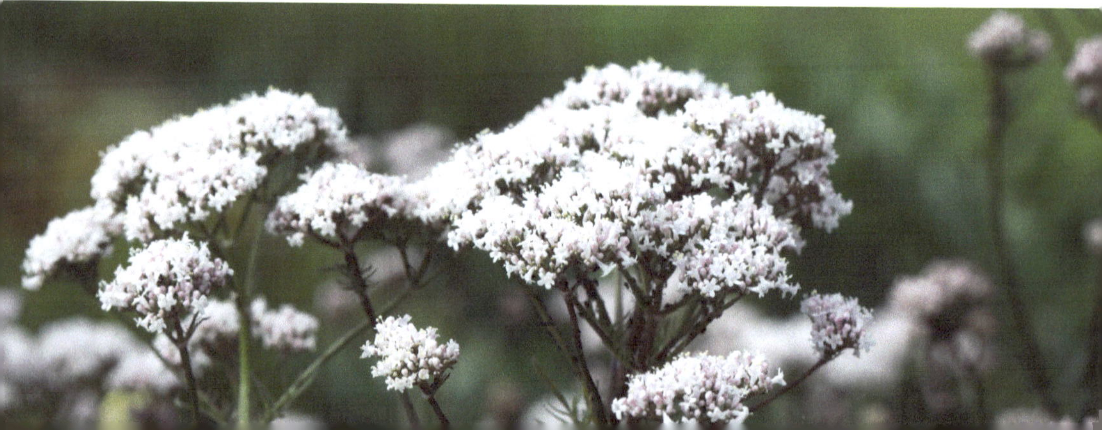

C'est alors que la vigilance diminue, que les habitudes et les acquis se renforcent. Les automatismes se rigidifient. L'équilibre émotionnel peut encore se rétablir à chaque nouveau stress s'il n'y a pas de perte de contrôle au tournant !

Un nouveau cycle recommence : **nouvelle situation, nouveau stress, nouveau défi !** Lorsque cette boucle itérative s'installe dans le temps, il importe de sortir des sentiers battus au bon moment pour préserver notre intégrité et notre stabilité. Une loi de la nature affirme que rien n'ai jamais fini ni acquis… Tout se transforme.

Moralité : **la réaction au stress nous sert à changer. La maladie n'arrive que lorsque nous évitons les défis que la vie place sur notre chemin.** Cette réaction au stress nous donne l'énergie de nous réinventer, les capacités de nous adapter et à rester toujours alignés sur nous-même et nos valeurs. Au contraire, la maladie s'installe lorsque nous avons loupé le coche de la transformation. Alors cette nécessité de préserver notre santé nous impose de revoir nos priorités, à prendre soin de nous, à questionner nos comportements.

La maladie nous force à revoir nos priorités.

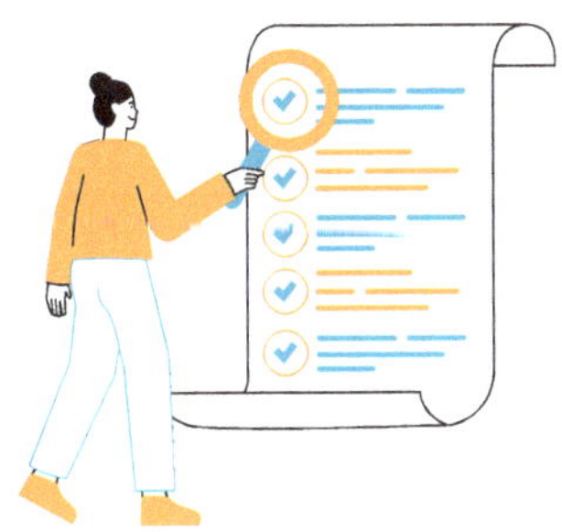

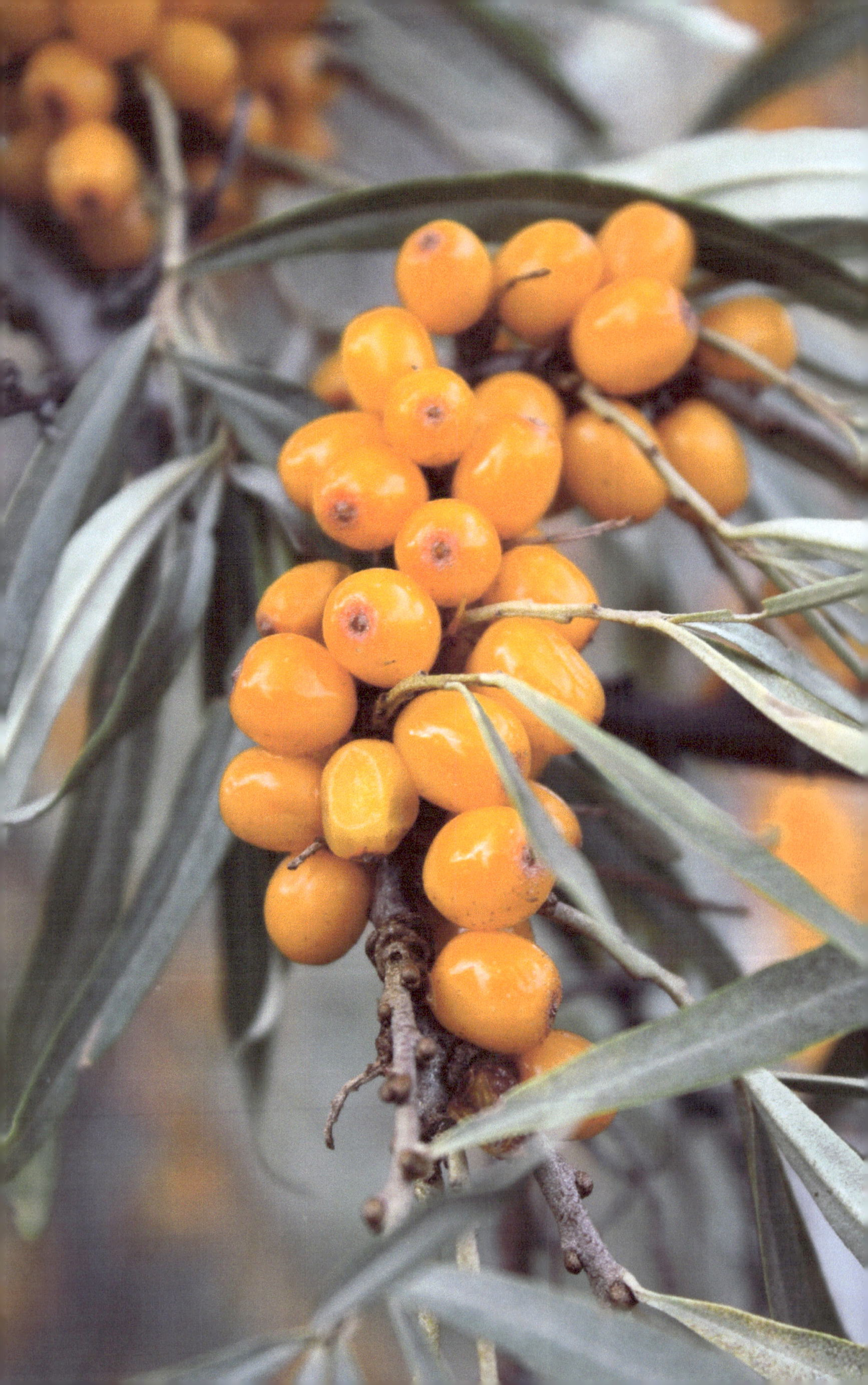

Physiologie & énergétique du stress

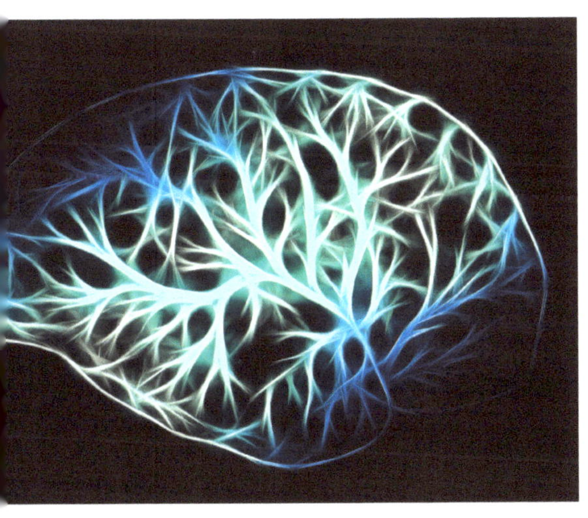

La résilience de l'organisme démontre qu'il est programmé pour organiser sa survie.

Ce qui est frappant lorsque quelqu'un vit un stress, c'est d'observer comment l'organisme se modifie de lui-même dans le tumulte. La tension artérielle et les palpitations cardiaques augmentent, la respiration s'accélère, un afflux d'oxygène est envoyé vers les muscles et le cerveau, une tension musculaire s'installe, le taux de glucose augmente dans le sang pour énergétiser l'organisme, la digestion est bloquée, la vigilance s'aiguise, les pupilles se dilatent, la sudation apparaît. Puis s'y ajoute des réactions émotionnelles : une anxiété, une peur, un trac, une colère, un mal-être.

Ainsi, l'organisme se prépare à fuir ou à combattre. **Toutes les cellules nerveuses sont en alerte pour assurer notre survie.** Chaque seconde compte.

Imaginez votre corps comme s'il se tendait et se gonflait de pression avant d'éclater dans un mouvement fulgurant de fuite ou de combat. C'est le « **syndrome général d'adaptation** ». L'organisme s'adapte à la situation pour annuler la menace, après quoi, il revient à l'état de repos et de normalité.

Le système hormonal et le système nerveux autonome fonctionnent de concert. Le cerveau active la glande médullo-surrénale. Des hormones du stress sont produites pour provoquer une réaction d'urgence :

- **L'adrénaline** est produite par les glandes surrénales, accolées aux reins : c'est **l'hormone des sensations fortes, de la peur et de l'anxiété**. Libérée dans le sang, elle provoque toute une série de réactions en chaîne préparant l'organisme pour l'action.

- **La noradrénaline** est sécrétée elle aussi par les surrénales, et comme neurotransmetteur dans l'espace pré-synaptique : en lien avec la réaction au stress, c'est **l'hormone du tonus**. Elle stimule l'attention, la vigilance et l'état de veille, tout en affinant les perceptions sensorielles. Elle amène colère et agressivité. Elle entraîne la libération des graisses et des sucres dans le sang pour fournir l'énergie dont l'organisme a besoin pour assurer sa survie. Le cerveau et l'appareil musculaire sont particulièrement dépensiers.

Ainsi, **la chimie du corps assure l'information dont le système nerveux autonome a besoin pour prendre des décisions** traduites en comportement.

Le corps se prépare à l'action. Il exploite une capacité, il trouve une solution, il met en œuvre une adaptation, il écarte la menace. C'est le processus idéal.

Lorsque la menace disparaît, des mécanismes de récupération se mettent en place. Les tensions accumulées sont évacuées et le calme revient. Dans ce cas, la stratégie mise en place est adaptée à la situation. Une montée en énergie positive a lieu.

Alors, le cycle peut recommencer au moindre stresseur, ce dernier provoquant une nouvelle réaction au stress.

Toul est **une question d'équilibre**. Les systèmes sympathique et parasympathique qui composent le système nerveux autonome sont en continuelle activité. Le premier induit de l'action et du tonus. Le second amène du calme et du repos.

Lorsque la stratégie d'adaptation au stress est juste, le parasympathique met fin au cycle de tension par un retour à la pacifiquation. Le coeur et la respiration se calment, les muscles se détendent, le taux de glucose dans le sang redescend, les émotions s'apaisent.

Et lorsque le stress se résout en défi relevé, un mécanisme de satisfaction et de récompense est activé. Le renforcement de l'estime de soi correspond à un gain de puissance.

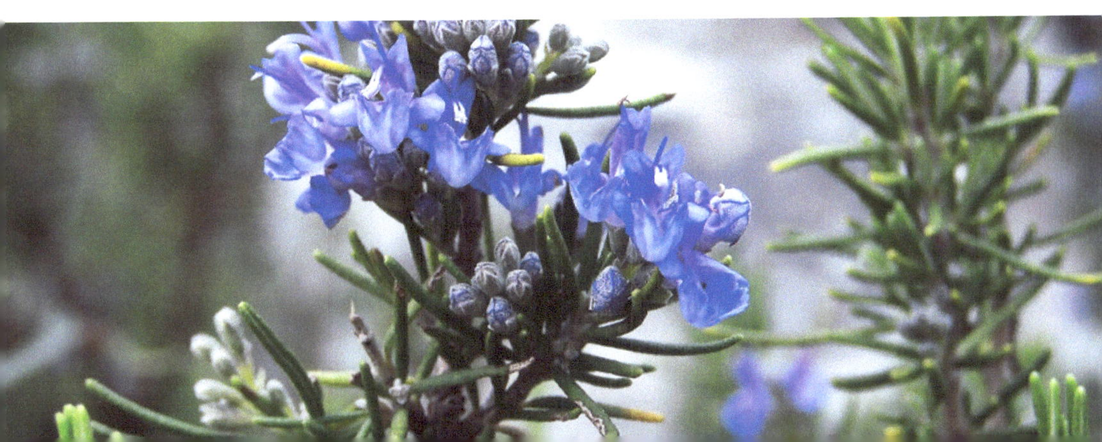

Ce que nous avons décrit ici, c'est le **stress positif**. Celui-ci est bénéfique et permet d'augmenter notre niveau de résilience.

Il se compose de 3 étapes :

- **L'alerte**. Celle-ci s'accompagne de modifications physiologiques.
- **L'adaptation**. L'action déclenche un comportement et une solution.
- **Le retour à l'équilibre**. La menace est écartée et le corps retrouve son calme.

L'organisme se régule en permanence pour préserver son intégrité. Non seulement il possède une capacité d'auto-régénération, notamment grâce aux fréquences lumineuses qui informent les cellules, mais aussi une capacité d'homéostasie. C'est à dire qu'il est capable de maintenir l'équilibre de son milieu intérieur quelles que soient les contraintes extérieures.

Pour cela, il s'appuie sur un tryptique homéostasique et harmonisateur :

- Le système hormonal
- Le système nerveux autonome
- Le système immunitaire

Cet ensemble constitue un écosystème adaptatif et protecteur complet. Couplé à la puissance d'un mental plus ou moins préparé à faire face aux épreuves de la vie, il détermine un niveau de résilience qui, selon le cas, sera jugé suffisant ou non pour passer le cap. Ce qui questionne notre solidité tout autant intérieure que physique.

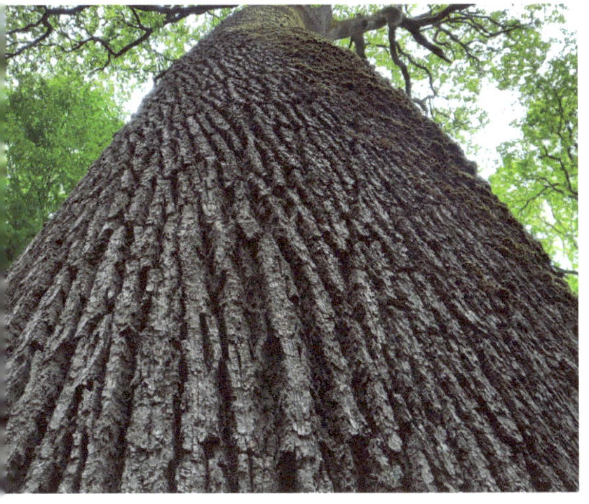

Ne trouvez-vous pas cela curieux ? Les glandes surrénales en forme de chapeau s'adossent aux reins.

Les surrénales sont les glandes de la robustesse, de la puissance et du courage. Elles servent à marquer le territoire.

Sur le plan psychique, un sujet en insuffisance surrénale serait un être timoré, rétracté, se défendant mal. Il pourrait devenir persécuteur par compensation.

Les reins concentrent l'énergie de notre solidité. Ils servent de fondation à notre stabilité. Ainsi, nous nous élevons à la manière du chêne au-dessus des vicissitudes de la vie.

Vous connaissez l'expression « avoir les reins solides ». Cela signifie qu'on tient le coup face à une épreuve » ou qu'on dispose d'assez de ressources pour surmonter une difficulté ou mener à bien un projet important ».

Attention ! Les ressources s'épuisent à trop tirer sur la corde. Lorsque la phase de résistance au stress perdure, l'épuisement guette !

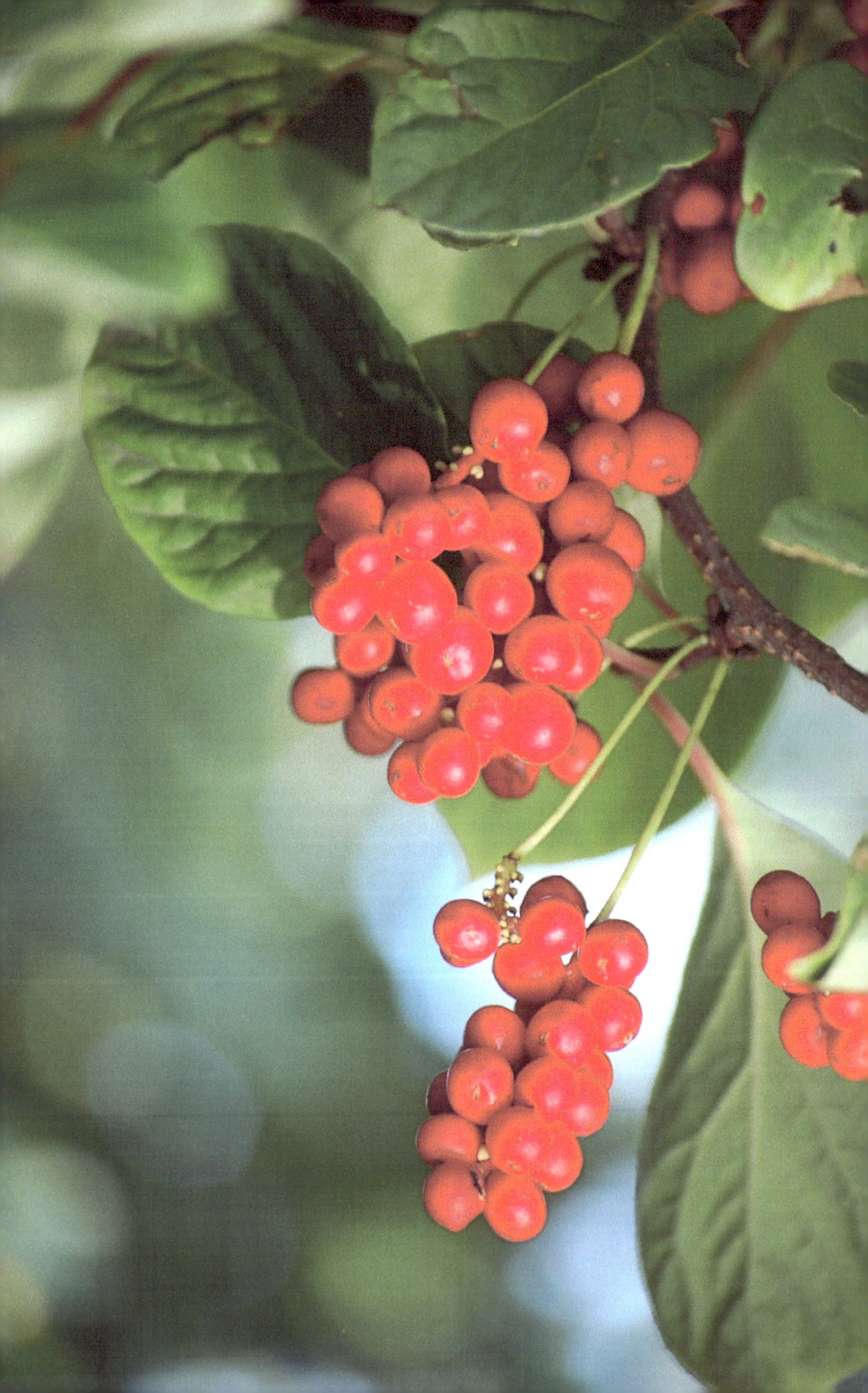

Stress destructeur & burnout

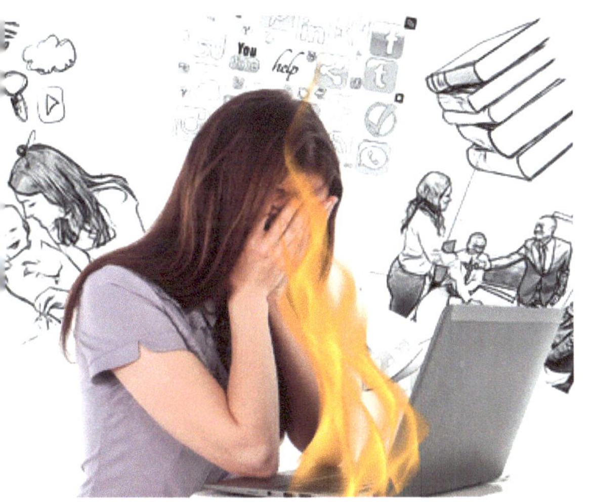

Le burn-out nous questionne sur notre congruence et notre intégrité dans un environnement perçu comme hostile.

Une personne peut glisser sur l'échelle du stress jusqu'au stade du burn-out, et cela sans n'avoir rien vu venir.

Malheureusement, le « **syndrome d'épuisement** », très souvent **professionnel**, **ne prévient pas**. Il est insidieux et progressif. Il importe donc d'en connaître les signaux d'alarme pour y faire face. Se relever d'une mise en abîme demande beaucoup de patience. Alors, qu'est-ce qu'il se joue ? En quoi une désorientation psychologique peut être salutaire ?

Comment mieux parler du burn-out qu'en l'expliquant par une image? Visualisez une bougie. Celle-ci nous éclaire lorsque nous en avons besoin. Elle se consume jusqu'à ce que la mèche s'éteigne. Une fois la cire entièrement brûlée, il est trop tard.

Ainsi, sous l'effet d'un stress persistant, nous pouvons nous consumer jusqu'à l'épuisement. L'intégrité physique et psychique sont attaquées. C'est ce qui se produit lorsqu'il y a persistance de la menace et des épisodes de stress sans fin. Mais revenons un instant en arrière.

Le temps cyclique du stress

Au tout début d'une histoire, lorsque le premier stress s'affirme dans une phase de recherche d'une satisfaction personnelle, ce stress apparaît dans un contexte enthousiasmant. C'est le temps de l'énergie et de l'implication, du challenge et des enjeux importants. Tout le monde a vécu cela. On va de l'avant.

Lorsque l'élément stresseur persiste, le niveau d'implication, lui, ne baisse pas pour autant. Progressivement une érosion intérieure se met en place. Les périodes de repos ne suffisent pas pour récupérer. L'élément stresseur ne baisse toujours pas d'intensité. Les blessures d'âme et les injonctions intérieures nourrissent la réaction de stress. Une sensibilité émotionnelle s'installle et exacerbe l'humeur. Le surmenage est déjà là.

Loyauté, amour-propre, regard des autres, engagements dans des valeurs fortes, injonctions intérieures, peuvent amener à un enfermement. Au début cela ne se voit pas. Mais cet enfermement se durcit dans le temps. **La résistance au stress tient jusqu'au moment où l'organisme lâche.** Ici vient la chute et une mise en abîme a lieu.

La chute, on ne la voit pas toujours arriver. Mais c'est trop tard. Le piège s'est refermé. Le caractère d'un burn-out est justement d'être insidieux et progressif. Le problème, c'est que lorsque la souffrance devient prononcée, la personne qui en fait l'expérience n'a plus les ressources morales et physiques pour s'en sortir seule. Avant d'en arriver jusque-là, **il y a des signaux d'alarme qu'il importe de repérer**. Ce sont par exemple, l'irritabilité, l'ennui, la désorganisation, les tensions intérieures, ou encore la disparition de la vie privée.

Quel est le mécanisme du stress destructeur ?

01   Résistance au stress

La première phase est la résistance au stress. Les hormones du stress sont produites pour tenir le coup face au stresseur. Une tension permanente s'installe dans l'organisme. C'est une phase d'inadaptation où le stress est toxique car il ne se résout pas alors que la situation de crise perdure.

C'est là qu'entre en scène **le cortisol, l'hormone du stress sévère**, secrétée par les glandes surrénales. Il permet de mieux réagir en cas de danger et de maintenir l'effort dans la durée. Alors que l'adrénaline est l'hormone de la survie, très réactive et brève, le cortisol mobilise le sucre pour le cerveau et les graisses pour l'appareil musculaire de façon continue tant que le stresseur n'a pas été écarté.

Le cortisol est l'acteur principal de cette phase dite de résistance au stress. Il complète ainsi parfaitement l'adrénaline.

Le cortisol s'auto-régule tant que l'organisme se maintient dans un bon état de résilience. Pour cela, il envoie un message en retour à l'hypothalamus qui, par l'intermédiaire de l'hypophyse, va réduire sa stimulation et permettre ainsi le retour à un fonctionnement durable de l'organisme. Par contre, lorsque la menace s'installe dans la durée, que le stress devient chronique, le maintien d'un haut taux de cortisol dans le sang transforme cette même hormone en neurotoxique.

Les conséquences sont multiples :

- Épuisement progressif des ressources hormonales
- Déminéralisation pouvant aller jusqu'à l'ostéoporose
- Inflammation chronique
- Affaiblissement du système immunitaire
- Diverses maladies

Sur le plan psychique, cette phase de résistance au stress fait apparaître de l'anxiété, de l'angoisse, de l'oppression, des fatigues, des troubles digestifs, des tensions et des spasmes musculaires (avec la perte de magnésium), des troubles de la concentration, de la mémoire, de la motivation et du sommeil.

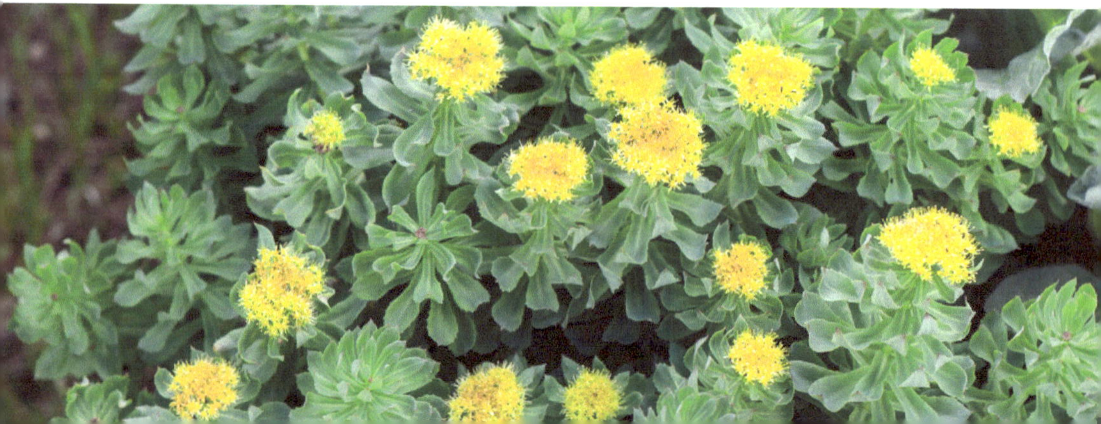

Que se passe-t-il après plusieurs mois ? C'est l'épuisement et la rupture !

02 Épuisement et rupture

L'organisme ne répond plus, il est en chute. La personne perd confiance en elle et n'a plus de motivation. Désorientée, elle ne retrouve plus le Nord de sa boussole.

Alors pourquoi une telle désorientation ? C'est la solution que l'organisme trouve lorsqu'une crise est à son paroxysme, lorsque le contrôle ne résout plus rien et que les ressources sont épuisées. **La désorientation**, aussi difficile soit-elle à vivre, **est d'abord une tentative de sortie de crise.** Perdre son cap induit un effondrement et une mise en abîme. Ses structures devenues obsolètes et inefficaces sont abandonnées par la force des choses. La dynamique de vie qui est inhérente à chaque personne entre dans une phase de chaos avec pour intention de faire surgir un nouvel ordre intérieur et plus résilient.

Durant cette phase d'épuisement, submergé d'hormones, l'organisme s'épuise. **La sérotonine, l'hormone de l'humeur**, et **la dopamine, l'hormone de l'action**, chutent. Le stress augmente et les trois systèmes homéostasiques, que sont les systèmes nerveux autonome, hormonal et immunitaire, se dérèglent.

Le cap étant perdu, *le mal-a-dit* ! De nombreuses maladies trouvent alors leur chemin pour mettre en symptômes ce mal intérieur. L'épuisement peut conduire à la dépression, voire pire lorsqu'une personne tombe dans le désespoir.

Le burn-out peut mener à une hypersensibilité émotionnelle, à des troubles digestifs, ulcères, colites, à de l'hypertension et des maladies cardiovasculaires, à du diabète, des rhumatismes, une fibromyalgie, une spasmophilie, à de grandes fatigues, à des maladies infectieuses à répétition, à des maladies de peau, de l'ostéoporose suite à une profonde déminéralisation, à des cancers. Non exhaustive, la liste demeure longue et effroyable.

Concernant l'équilibre vie professionnelle / vie personnelle, nous pouvons affirmer que :

- La qualité de vie au travail est plus pertinente que jamais.
- Le questionnement sur notre propre hygiène de vie et notre niveau d'intégrité en lien avec nos valeurs profondes doit participer à cette remise en question globale.

L'un des moyens les plus efficaces sur la durée, permettant de traverser une période difficile et d'accompagner une remise en cause personnelle, sont les plantes médicinales.

En effet, les **« plantes du bien-être »** peuvent contribuer à soutenir cette transformation vers la réalisation d'une meilleure version de nous-même et d'un environnement de vie plus serein et plus créatif.

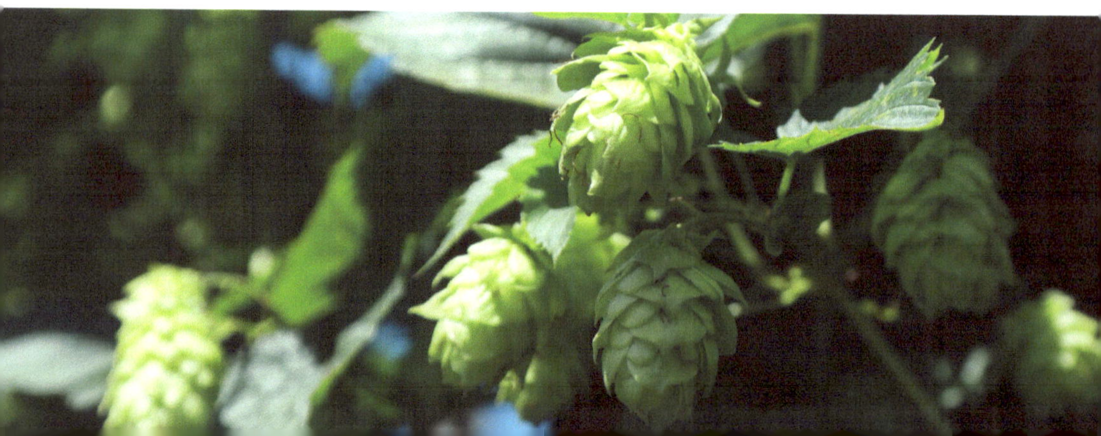

Les plantes du bien-être, proposition d'organisation

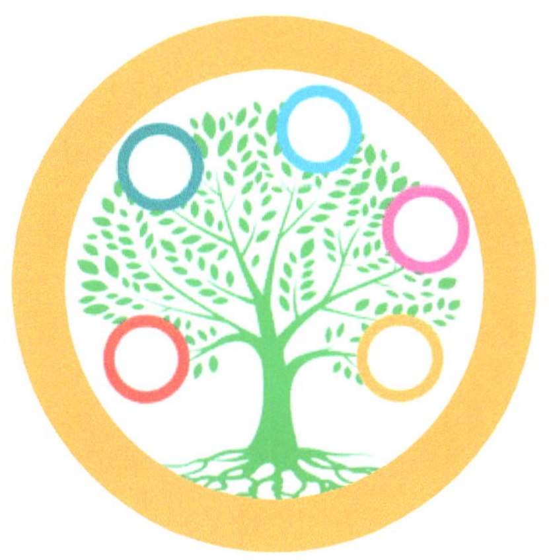

Notre choix s'est porté sur un classement des plantes du bien-être en fonction des phases de stress et des épreuves de vie.

01 — S'adapter au quotidien

Les plantes qui offrent une meilleure adaptation au quotidien lorsque le stress est positif et passager. L'objectif est de soutenir les glandes de l'adaptation (les surrénales) et de ramener le calme au niveau psychique.

02 — Traverser une épreuve

Les plantes qui permettent de traverser une épreuve ou un épisode douloureux plus facilement. L'objectif est de soutenir l'humeur pour réduire l'anxiété. Puis, de faciliter le repos avec des plantes inductrices du sommeil.

03 # Faire face à l'épuisement

Les plantes de soutien lorsque plus rien ne va et qu'une situation vécue intensément mène à l'épuisement. L'objectif est de favoriser l'adaptation et la résilience de l'organisme. Nous ferons un focus sur les plantes de l'épuisement psychologique.

04 # Traverser une dépression

Les plantes bienfaitrices qui accompagnent un épuisement avec risque de dépression lorsque l'équilibre émotionnel est rompu. L'objectif est de permettre une meilleure gestion de soi et de ses émotions lorsque les symptômes de la dépression arrivent.

05 # Renforcer sa solidité

Les plantes qui permettent de rétablir l'équilibre des trois systèmes homéostasiques de l'organisme (le système hormonal, le système nerveux autonome et le système immunitaire). Le stress toxique provoque une inflammation chronique, une déminéralisation de l'organisme et un affaiblissement immunitaire.

Nous présenterons les plantes qui renforcent la solidité de l'être, les plantes souveraines pour réduire les inflammations, celles qui reminéralisent l'organisme et celles qui stimulent l'immunité.

Classement des plantes du bien-être

Le tableau ci-dessous présente l'organisation choisie :

Adaptation au quotidien + **Stress passager**	Booster	Soutenir les surrénales	Amener calme & tempérance
Traverser une épreuve + **Stress aigu**	Soutenir l'humeur & Prise de recul	Induire le sommeil réparateur	
Épuisement + **Stress permanent**	Soutenir les capacités de l'organisme	Réduire l'épuisement	
Épuisement avec **dépression**	Mieux gérer le risque de dépression		
Renforcer l'organisme	Minéraliser & calmer l'in-flammation	Stimuler l'immunité	Renfort rénal & solidité

Liste des plantes du bien-être

La liste suivante est non exhaustive. Elle vous donne un aperçu des plantes que nous décrivons dans les volumes suivants. Certaines plantes sont très polyvalentes et se retrouvent dans plusieurs catégories.

	Phases	Plantes médicinales (noms en français)
1	**Adaptation au quotidien** + **Stress passager**	Argousier, Églantier, Cannelier, Cassissier, Gingembre, Maca, Romarin, Pin sylvestre, Passiflore, Avoine, Mélisse, Tilleul, Lavande vraie, Agripaume
2	**Traverser une épreuve** + **Stress aigu**	Passiflore, Avoine, Houblon, Mélisse, Millepertuis, Aubépine, Aspérule odorante, Gui, Lotier corniculé, Laitue vireuse, Primevère, Griffonia, Ballote noire, Valériane, Coquelicot, Tilleul, Verveine odorante, Pavot de Californie
3	**Épuisement +** **Stress permanent**	Gingembre, Ginseng, Cassissier, Églantier, Argousier, Réglisse, Pin sylvestre, Éleuthérocoque, Bacopa, Schizandra, Angélique, Basilic sacré, Impératoire

	Phases	Plantes médicinales (noms en français)
4	**Épuisement avec dépression**	Ashwaganda, Rhodiole, Millepertuis, Gentiane, Petite centaurée, Lotier corniculé, Laser de France, Safran, Griffonia, Cassissier
5	**Renforcer l'organisme**	<u>Les reminéralisantes</u> : Ortie, Prêle des champs, Sapin blanc, Chêne pédonculé, Spiruline <u>Les anti-inflammatoires chroniques</u> : Cassissier, Reine des prés, Saule blanc, Partenelle, Matricaire, Plantains, Curcuma, Gingembre, Romarin <u>Les stimulantes de l'immunité</u> : Échinacée, Gui, Thym, Griffe de chat, Eupatoire chanvrine, Sureau noir
6	**Renforcer sa solidité avec les reins**	Genévrier, Bouleau blanc, Sureau noir, Bruyère cendrée, Airelle, Épine-vinette, Myrtillier <u>Les diurétiques</u> : Aubier de tilleul, Piloselle, Verge d'or, Queue de cerise <u>Les anti-infectieuses</u> : Airelle, Myrtillier, Busserole, Bruyère cendrée, Genévrier, Piloselle <u>Les anti-inflammatoires</u> : Bugrane, Frêne, Vergerette du Canada, Bouleau blanc, Saule blanc, Cassissier

Les plantes connaissent l'être humain

Quel est le premier intérêt des plantes médicinales concernant le sujet qui nous préoccupe ? Elle ont une action plutôt régulatrice des fonctions organiques tout en stimulant les forces d'auto-guérison.

Elles mettent du temps pour agir mais **leurs effets sur la santé sont durables**. Vous avez sûrement remarqué que les plantes toxiques ont un effet très rapide sur l'organisme alors que les plantes bénignes semblent agir modérément. C'est dire que les plantes ont réellement la faculté d'exercer une action sur l'organisme et que tout se résume au dosage.

Les plantes soignent en profondeur car elles interviennent de façon subtile sur les fonctions et les appareils qui composent l'organisme considéré comme un tout indissociable. Une communication à lieu au niveau moléculaire et chimique, et même vibratoire, permettant de réinstaurer l'équilibre en nous.

La science sait très peu de choses sur la manière dont les plantes agissent. L'intelligence organisatrice interne qui réside dans chaque plante, lorsque le totem de celle-ci est conservé, propose une influence très intéressante. **L'information délivrée est complète.** Elle est exploitée par l'organisme tout à son avantage. C'est comme si l'intelligence du corps et celle de la plante se mettaient d'accord pour installer progressivement un équilibre énergétique au sein du système qu'elles forment ensemble. Les capacités homéostasiques de l'organisme sont respectées et favorisées.

Lorsque les excès et les manques qui sont à l'origine de la maladie progressent vers la limite du zéro, la santé se rétablit. Autrement dit, lorsque le déséquilibre originel disparaît, c'est d'abord que nous avons changé quelque chose dans notre vie, et qu'avec un peu de temps le curseur réparateur s'est déplacé vers le zéro.

La cure médicinale doit perdurer jusqu'à l'atteinte de cette limite. Si on la dépasse, le remède peut se transformer en poison. C'est ici que les savoirs et l'intuition de l'herboriste qualifié ont toutes leurs importances. **Chaque individu est unique et chacun doit recevoir le bon remède.**

Vous l'avez compris ! Comme **les plantes** agissent en profondeur et en douceur, elles **sont particulièrement efficaces pour soigner les maladies chroniques**, à l'exemple de celles qui sont provoquées par un stress destructeur. C'est bien pourquoi les plantes qui éloignent du syndrome d'épuisement sont si utiles et importantes.

Les plantes, seules, ne suffisent pas toujours. Il est essentiel d'être épaulé par des alliés qui nous font du bien.

L'assertivité, cette capacité de pouvoir dire « oui » ou « non » et à prendre position pour protéger notre territoire, s'affaiblit plus facilement lorsque nous n'arrivons plus à faire face. Notre fragilité augmente.

Être aidé par un professionnel de l'accompagnement peut s'avérer indispensable, surtout avant d'en arriver au stade de l'épuisement.

Si vous êtes dans le marasme

Si vous êtes accablé par ce qui vous arrive, sachez que tout n'est pas perdu. Les plantes médicinales vont vous aider à refaire surface, mais vous aurez aussi votre part de responsabilité et d'engagement.

Vous allez devoir :

- Travailler sur votre identité et revoir vos valeurs
- Écouter le message de vos émotions
- Faire le ménage dans vos relations
- Vous proposer un futur meilleur

Vous n'y croyez pas ? Alors **il vous faudra regarder du côté des lois de votre vie et de vos croyances**, celles qui vous donnent vos limites et qui définissent le seuil de votre tolérance à la souffrance. Le possible et l'impossible se redéfinissent à ce niveau. Vous inscrire dans une **démarche de coaching** certifié pourrait bien vous être utile.

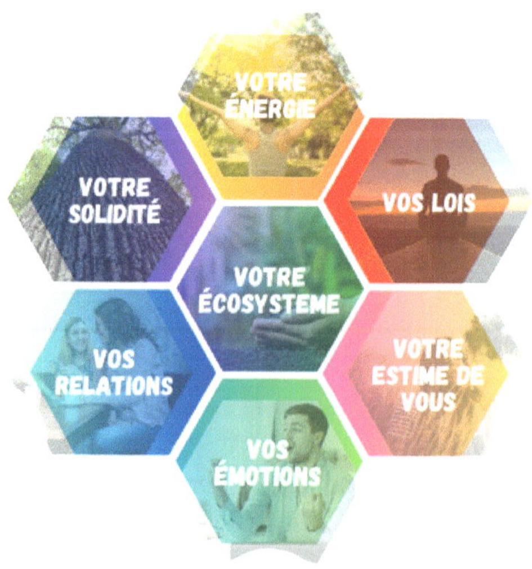

Les plantes présentées en photo dans ce volume :

Page de couverture : Passiflore - *Passiflora edulis*
Pages de sommaire : Tilleul - Tilia cordata & Cassissier - Ribes nigrum
Page d'avant-propos : Églantier - *Rosa canina*
Page 2 : Millepertuis - *Hypericum perforatum*
Page 4 : Verveine citronnelle - Aloysia citrodora
Page 6 : Valériane - *Valeriana officinalis*
Page 8 : Argousier - *Hippophae rlamnoïdes*
Page 11 : Romarin - *Rosmarinus officinalis*
Page 13 : Chêne pédonculé - *Quercus robur*
Page 14 : Schizandra - *Schisandra chinensis*
Page 18 : Rhodiole - *Rhodiola rosea*
Page 20 : Houblon - *Humulus lupulus*

* 9 7 9 8 8 6 5 4 4 8 9 9 0 *